LES

EAUX MINÉRALES

DE

SAINT-GERVAIS

(HAUTE-SAVOIE)

LEUR ACTION PHYSIOLOGIQUE ET THÉRAPEUTIQUE

PAR

Le Dᵣ L. DELIGNY,

EX-INTERNE DE L'HÔPITAL DE BERCK-SUR-MER,

MÉDECIN-INSPECTEUR DES EAUX DE SAINT-GERVAIS,

MEMBRE TITULAIRE DE LA SOCIÉTÉ DE MÉDECINE DE PARIS,

MEMBRE CORRESPONDANT

DE LA SOCIÉTÉ DES SCIENCES MÉDICALES DE LYON,

MEMBRE ASSOCIÉ CORRESPONDANT

DE L'ACADÉMIE DE STANISLAS DE NANCY,

ARCHIVISTE DE LA SOCIÉTÉ D'HYDROLOGIE MÉDICALE DE PARIS.

AMIENS

TYPOGRAPHIE DE PITEUX FRÈRES

32, RUE DE LA RÉPUBLIQUE, 32

1890

LES

EAUX MINÉRALES

DE

SAINT-GERVAIS

(HAUTE-SAVOIE)

LEUR ACTION PHYSIOLOGIQUE ET THÉRAPEUTIQUE

PAR

Le Dʳ L. DELIGNY,

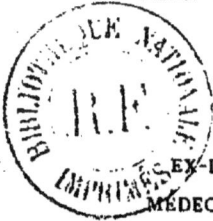

EX-INTERNE DE L'HÔPITAL DE BERCK-SUR-MER,
MÉDECIN-INSPECTEUR DES EAUX DE SAINT-GERVAIS,
MEMBRE TITULAIRE DE LA SOCIÉTÉ DE MÉDECINE DE PARIS,
MEMBRE CORRESPONDANT
DE LA SOCIÉTÉ DES SCIENCES MÉDICALES DE LYON,
MEMBRE ASSOCIÉ CORRESPONDANT
DE L'ACADÉMIE DE STANISLAS DE NANCY,
ARCHIVISTE DE LA SOCIÉTÉ D'HYDROLOGIE MÉDICALE DE PARIS.

AMIENS

TYPOGRAPHIE DE PITEUX FRÈRES

32, RUE DE LA RÉPUBLIQUE, 32

1890

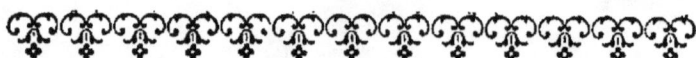

LES

EAUX MINÉRALES

DE

SAINT-GERVAIS

LEUR ACTION PHYSIOLOGIQUE ET THÉRAPEUTIQUE

———◦◦◦———

I

Les sources de Saint-Gervais sont au nombre de trois : les deux sources salines *Gontard* et *de Mey*, et la source chlorurée sodique sulfureuse du *Torrent*.

Les deux sources salines sont des sources dont l'eau minérale est chlorurée sulfatée sodique et calcique, assez fortement lithinée (0,0770 de sulfate de lithium) et bromurée (bromure de sodium 0,0361).

La source sulfureuse est une chlorurée sodique, qui contient un peu plus de brôme que les deux sources salines (bromure de sodium 0,0407).

Les eaux des sources salines, prises en boisson, ont une action laxative et diurétique, suivant qu'on les prend à dose fractionnée d'un demi-verre ou par verre entier.

Prises par demi-verres, au nombre de 4 ou 5, le matin à jeûn, à 15 ou 20 minutes d'intervalle, elles ont une action laxative, et quelquefois même purgative chez les sujets atteints de pléthore abdominale.

Prises par verres entiers de 200 gr., à la dose de 2 à 3 verres, elles ont une action diurétique, et si on porte la dose à 4 ou 5 verres, comme le font certains malades, sans avis du médecin, elles augmentent la diurèse, d'où constipation, et peuvent provoquer des crises néphrétiques chez les sujets atteints de gravelle, alors

qu'une quantité moindre d'eau aurait doucement débarrassé les reins.

Le bain de Saint-Gervais est un mélange
des deux sources salines, qui ont au grif-
fon, l'une (source de Mey) une température
de 40°; l'autre (source Gontard) une température de 39°. Ces eaux mélangées dans
de grands réservoirs en bois, arrivent à une
température de 34° à 35°, degré au robinet
de la baignoire.

Le bain de Saint-Gervais est sédatif, si
on ne dépasse pas une durée de 35 minutes. Si cette durée est dépassée, si le bain
est prolongé plus d'une heure, et même de
50 minutes, il se produit une poussée thermale, plus ou moins forte, consistant en
une irritation de la peau de forme érythé-
mateuse, avec fièvre et courbature, qui se
termine par une desquamation en lambeaux.

Les bains prolongés, chez des personnes
n'ayant pas de maladie de la peau, mais
ayant une disposition constitutionnelle rhu-
matismale ou goutteuse, les bains prolon-

gés, disons-nous, peuvent produire chez ces personnes une poussée d'eczéma plus ou moins forte et étendue.

Nous avons observé ce fait plusieurs fois, et notamment chez une Dame de 40 ans, ayant des dispositions à la goutte et des manifestations abarticulaires de cette maladie, qui, ayant trouvé lès bains de Saint-Gervais délicieux, doux à la peau, les prolongea au-delà d'une heure. Elle eut une poussée d'eczéma aux jambes, et elle cessa les bains qui, moins prolongés, auraient fait disparaître cet eczéma, convaincue qu'elle avait « attrapé cela dans la baignoire ». Elle quitta Saint-Gervais avec cette idée, absolument fausse, car l'eczéma n'est nullement contagieux.

Nous devons ajouter que ces eaux salines sont très digestives, comme l'a dit le Dr Durand-Fardel, en raison de leurs carbonates sodiques et magnésiens, et de l'acide carbonique qu'elles contiennent en assez forte proportion.

L'eau de la source sulfureuse n'est pas employée en bains, mais en boisson, en pulvérisations, en irrigations, en douches locales, etc. Telle est l'action physiologique des eaux de Saint-Gervais ; nous allons passer en revue maintenant leurs indications thérapeutiques, basées sur l'expérimentation de la clinique thermale.

II

Maladies de la peau. — Tous les dermatologistes du siècle, *Alibert, Devergie, Bazin, Gailleton, Hillairet, Gaucher,* et d'autres, ont signalé, dans leurs ouvrages, l'appropriation toute spéciale des eaux de Saint-Gervais au traitement des maladies de la peau. M. le professeur Hardy les indique, en première ligne, pour le traite-

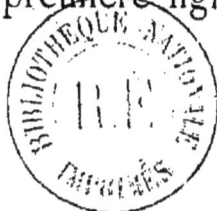

ment de l'*eczéma;* de même Hillairet et Gaucher.

Ils les conseillent aussi dans le *psoriasis,* le *pityriasis,* toutes les formes de l'*acné* à l'exception de l'acné rosacée ; dans l'*urticaire*, le *lichen,* l'*herpès,* et en effet tous les malades atteints de ces affections cutanées, trouvent à Saint-Gervais l'amélioration, et même la guérison complète.

Dans le traitement de l'*icthyose,* les bains, en y joignant des onctions de glycérine, le soir pour le coucher, ont une action efficace, modifient les fonctions de la peau, la tonifient.

M. Hardy signale, dans son *Traité des Maladies de la peau*, un cas de *dermatite exfoliatrice généralisée*, dans lequel la cure de Saint-Gervais a déterminé une amélioration notable.

Ces eaux renaissent bien dans les eczémas, longtemps suintants à l'état subaigu, croûteux, tels qu'on en voit chez des sujets goutteux ; dans l'eczéma chez les diabétiques, et surtout l'eczéma génital, si terriblement démangeant ; dans les cas aussi d'eczéma lié au rhumatisme.

Le lichen agrius est calmé dans ses manifestations prurigineuses, et bien modifié par la cure de Saint-Gervais.

Le prurit simple localisé est amendé et souvent guéri. Notre ami le Dr Barthelémy et M. le Dr Besnier m'ont envoyé de ces malades qui se sont bien trouvés de la cure.

Maladies des voies digestives. — Ces sources alcalines, très chargées d'acide carbonique, assez fortement azotées, sont utiles dans la dyspepsie atonique, et la dyspepsie saburrale.

Elles ont une action efficace dans la pléthore abdominale, cet état auquel se rattache très souvent la constipation. L'eau saline, et aussi l'eau sulfureuse, prises le matin à jeûn, à doses fractionnées, réussissent dans la grande majorité des cas.

Les eaux salines ont aussi une action

sur la disposition à la congestion hépatique ; elles agissent doucement et sans secousse sur le foie.

Elles sont aussi utiles dans l'entérite pseudo-membraneuse, et dans l'état hémorrhoïdaire.

Maladies des voies respiratoires. — Les angines granuleuses, les rhinites, les catarrhes chroniques, que l'on voit souvent associés à des affections cutanées, sont aussi bien favorablement soumis à la cure de Saint-Gervais.

Les pulvérisations à vapeur et à brisement, les irrigations nasales avec l'eau sulfureuse, aidées par le traitement général, produisent des améliorations marquées et, parfois, la guérison.

Maladies de l'utérus, de la vessie. — L'action sédative des bains salins est efficace dans le traitement des catarrhes et des engorgements utérins, comme l'a dit le D^r

Martineau, dans son *Traité des maladies de l'utérus*, il y ajoute l'herpès du col utérin, si fréquent chez certaines femmes.

On emploie les irrigations vaginales dans le bain.

Il en est de même du catarrhe vésical, pourvu que l'état aigu ait disparu.

Gravelle. — Dans ce cas les eaux agissent par leur lithine et leur sulfate de chaux; leur action diurétique s'effectue sans secousse, et nous avons vu des malades évacuer des graviers assez volumineux sans souffrance autre, dans quelques cas, qu'une légère douleur lombaire, ou plutôt une gêne dans la région lombaire.

Goutte. — Les affections cutanées qui se présentent chez des goutteux, ou elles alternent avec des manifestations articulaires, ne peuvent pas être traitées par les bains à toutes les eaux minérales; les bicarbonatées sodiques et même calciques réveillent souvent les crises articulaires qui forcent à arrêter la cure.

A Saint-Gervais, nous n'avons jamais vu ce fait se produire, et nous avons reçu des malades, qui avaient tenté inutilement une cure à d'autres stations, la faire à Saint-Gervais sans aucun incident.

On néglige trop les eaux chlorurées sulfatées françaises dans le traitement des manifestations abarticulaires de la goutte ; elles valent les eaux similaires allemandes. M. Rendu, dans son article Goutte, du Dictionnaire des sciences médicales, a signalé leur efficacité.

Maladies nerveuses. — Dans un travail [1] (*Des Troubles nerveux chez les Arthritiques*), communiqué à la Société des sciences médicales de Lyon, nous avons signalé quelques observations qui prouvent que la cure de Saint-Gervais est utile dans ces cas.

---

(1) Publié par le *Lyon médical.* 18 juillet 1886, n° 29.

— Nous devons surtout insister, en terminant, sur l'appropriation des eaux de Saint-Gervais au traitement des manifestations cutanées et des autres manifestations de nature arthritique chez les jeunes enfants: coryza à répétition, angines, troubles gastro-intestinaux. Ces eaux sédatives sont bien indiquées pour ces organismes délicats, pour lesquels une cure thermale à réactions trop actives peut être nuisible.

Le Dr Jules Simon, dans sa communication au Congrès d'Hydrologie et de Climatologie de 1889, communication sur l'emploi des eaux minérales chez les enfants, a recommandé la station de Saint-Gervais, et déterminé ses indications thérapeutiques.

La station de Saint-Gervais est bien connue depuis le commencement du siècle, et, à cette époque, les malades y affluaient malgré les difficultés de communications avec un village de montagne.

Ces communications sont plus faciles maintenant; la ligne ferrée de La Rochesur-Foron a été prolongée jusqu'à Cluses, et sera inaugurée le 15 juin prochain. La distance est donc bien diminuée, et le sera encore, nous l'espérons bien

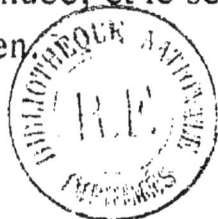

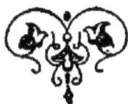

AMIENS. IMP. PITEUX FRÈRES.

www.ingramcontent.com/pod-product-compliance
Lightning Source LLC
Chambersburg PA
CBHW050408210326
41520CB00020B/6509